# ÉTUDÈ

SUR

# UNE ÉPIDÉMIE DE ROUGEOLE

## A VERSAILLES.

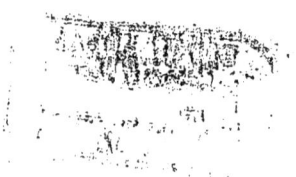

.Versailles, Imp. d'Aug. MONTALANT.

# ÉTUDE

SUR

# UNE ÉPIDÉMIE DE ROUGEOLE

QUI A SÉVI

## A VERSAILLES

**Pendant la fin de 1860 et le commencement de 1861.**

### PAR M. LE Dʳ LE DUC,

Médecin du Bureau de Bienfaisance et des Asiles par quartier du Dispensaire, Secrétaire de la Société de Médecine de Versailles.

Dans notre climat la rougeole est endémique, et tous les ans, au printemps surtout, les médecins visitent un certain nombre de personnes ou plutôt d'enfants atteints de cette fièvre éruptive. Versailles est loin d'échapper à la règle ; car non-seulement on y signale la présence habituelle de la maladie, mais encore, à des époques rapprochées, la population enfantine de notre cité subit l'influence d'épidémie plus ou moins sérieuses.

A propos d'une récente apparition dans nos murs pendant l'automne 1860, et l'hiver 1860-1861, il serait peut-être intéressant de jeter un coup d'œil rétrospectif sur les différentes épidémies qui nous furent transmises par les chroniqueurs depuis l'origine de Versailles.

Le nom de M. Le Roi est inséparable de l'histoire civile et médicale de la ville, c'est pourquoi je pourrai puiser dans un travail dont notre collègue a donné lecture à la Société des Sciences naturelles le 23 avril 1850.

1862.

Depuis la fondation de Versailles jusqu'en 1789, M. Le Roi a pu signaler huit épidémies de rougeole, dont plusieurs ont revêtu un caractère sérieux, car des membres de la famille royale furent enlevés par la maladie.

La première connue est celle de 1663, dont le roi Louis XIV, lui-même, et Henriette d'Angleterre sont les célèbres représentants.

En février 1712, eut lieu peut-être la plus terrible; le duc de Bourgogne, la duchesse de Bourgogne, le duc de Bretagne, le marquis de Gondrin en moururent en quelques jours. Furent en outre atteints, mais purent guérir, le duc d'Anjou, plus tard Louis XV, le duc de Bourbon, le duc de la Trémouille, M$^{me}$ de la Vrillière, M$^{me}$ de Listenai, et la comtesse de Toulouse, femme du duc de Gondrin, cette dernière fut très malade, un instant on désespéra de ses jours.

En 1723, la rougeole apparut avec beaucoup d'intensité à Versailles. L'infante, fille de Philippe V, est le personnage illustre dont la maladie fut consignée dans les mémoires du temps.

Le dauphin, fils de Louis XV, fut atteint de la même affection, pendant une épidémie qui débuta en 1734.

C'est encore de la rougeole que fut malade M$^{me}$ Victoire, fille de Louis XV, en 1773, année pendant laquelle une nouvelle épidémie se manifesta.

Une autre plus meurtrière sévit encore en 1776; parmi les personnages éprouvés il faut citer le comte d'Artois et Monsieur, duc de Provence.

En 1779, la reine Marie-Antoinette, alors âgée de 24 ans, fut assez malade de la rougeole pour donner des inquiétudes à son premier-médecin, M. de Lassone.

Enfin la relation de la dernière épidémie est due à M. Alphonse Leroy, qui déclare qu'en 1783, une rougeole maligne et épidémique fit à Versailles de grands ravages sur les enfants.

Il est bien probable que ce ne sont pas les seules épidémies qui ont régné à Versailles pendant plus d'un siècle. Il n'est pas admissible, par exemple, que dans cette longue période de 1663 à 1712, c'est-à-dire dans l'intervalle de quarante-neuf ans, la rougeole n'ait pas pris une seule fois la forme épidémique, mais, les rois et les princes n'étant pas atteints, la maladie fut moins importante, et son histoire a dû naturellement nous échapper.

Nous ne sommes pas plus heureux, du reste, à l'égard de la période qui suit. De 1783 jusqu'à nos jours, toute espèce de détails nous manque, sur l'apparition des épidémies de rougeole à Versailles. Pour pouvoir en signaler une avec certitude, il me faut arriver jusqu'en 1843, date que je ne puis laisser dans l'oubli, car cette année-là je fus frappé de la maladie avec plusieurs de mes camarades de collége. Un certain nombre de familles et quelques confrères m'en ont encore rappelé une en 1845, sur laquelle, malheureusement encore, toute instruction nous fait défaut. La brochure de M. Le Roi nous a transmis celle de 1850. L'année 1854 vit la rougeole apparaître de nouveau dans nos murs; des notes recueillies pendant mon séjour à l'hôpital civil, me permettent d'en signaler l'existence; mais, à cause de leurs insuffisances, pour cette dernière comme pour les précédentes je suis obligé de m'en tenir au millésime.

Enfin nous arrivons à l'épidémie de 1860-61. Importante par la durée de son influence et par le nombre des malades, elle n'a pas généralement offert de gravité dans ses conséquences ; je vais néanmoins tenter d'en décrire toutes les phases, et d'en faire connaître tous les points saillants qu'ont pu me révéler les communications bienveillantes de mes confrères, réunies à mes propres recherches.

*Statistique.* — Pour établir la statistique j'ai rencontré de nombreuses difficultés, car les souvenirs des médecins étaient trop confus pour compter sur une demi-exactitude. Mais, en songeant que la rougeole est une maladie qui s'attaque principalement à l'enfance et à la jeunesse, je me suis adressé à toutes les maisons d'instruction publique ou privée, dans l'espoir d'obtenir ainsi des renseignements plus réels : cette mesure a porté ses fruits, mais je dois dire que ce ne fut pas sans peine que je suis parvenu à ce résultat. Dans certaines maisons particulières, soit que je ne fusse pas compris, soit qu'on redoutât un contrôle, on m'opposa une certaine résistance pour me fournir des réponses positives.

Voici le résultat de mes démarches :

### ÉTABLISSEMENTS HOSPITALIERS.

Hôpital civil . . . . . . . . . . . . . 18
— militaire. . . . . . . . . . . . . 14
LYCÉE . . . . . . . . . . . . . . . . 15

### ÉCOLES COMMUNALES.

Quartier Saint-Louis. . . . . . . . . . . 21
— Notre-Dame . , . . . . . . . . . 10
— Montreuil . . . . . . . . . . . . 12

### ÉCOLES CHRÉTIENNES (Garçons).

Quartier Saint-Louis. . . . . . . . . . . 21
— Notre-Dame . . . . . . . . . . . 25
— Montreuil . . . . . . . . . . . . 12
Orphelinat. . . . . . . . . . . . . . 2

### ÉCOLES CHRÉTIENNES (Filles).

Quartier Saint-Louis. . . . . . . . . . . 46
— Notre-Dame . . . . . . . . . . . 75
— Montreuil . . . . . . . . . . . . 32
Orphelinat. . . . . . . . . . . . . . 3

### ASILES.

| | | Garç. | Filles. | |
|---|---|---|---|---|
| Quartier Saint-Louis, | rue du Vieux-Versailles, | 43 | 28 | 71 |
| — — | rue des Bourdonnais. . | 61 | 32 | 93 |
| — Notre-Dame, | rue des Vieux-Coches. | 52 | 30 | 82 |
| — — | rue Neuve. . . . . | 63 | 20 | 83 |
| — Montreuil, | rue de Montreuil. . . | 57 | 29 | 86 |
| — — | rue de Vergennes. . . | 8 | 27 | 35 |

ETABLISSEMENTS PRIVÉS pour l'instruction des garçons. . 40

— — — — des filles . . 105

Malades isolés . . . . . . . . . . . . . 62

Total. . . . . . . . . . 963

Malgré tout le soin que j'ai pu apporter dans la confection des différents relevés, il est facile d'admettre qu'un nombre assez notable de malades a dû échapper à mes investigations. C'est pourquoi je pense qu'en portant à 1,100 le nombre des individus atteints, je resterai encore au-dessous de la vérité ; néanmoins, en admettant ce chiffre, il nous donne un trente-cinquième sur la population totale de la ville et un dixième environ sur celle des enfants.

Si on parcourt le tableau précédent, on doit noter que parmi les enfants de 2 à 7 ans le sexe masculin l'emporte sur le sexe féminin, tandis que de 7 à 12 et au-dessus le sexe féminin prédomine sensiblement.

N'est-on pas en outre étonné du chiffre peu élevé fourni par les établissements hospitaliers, surtout par l'hôpital militaire ? Le nombre 14 est bien insignifiant comparativement à une garnison de près de 9,000 hommes.

Ce qui mérite l'attention, ce sont les nombres recueillis dans les asiles ; nous reviendrons plus loin sur les considérations que peut faire naître cette circonstance.

*Marche de l'épidémie à travers la ville.* — Dès le mois de juillet, M. le docteur Marchand et moi nous donnions des soins à quelques rougeoles isolées, et presque toutes chez des enfants appartenant à la classe indigente. Cet état de choses persista jusqu'au milieu du mois d'août, époque à laquelle la maladie prit véritablement un caractère épidémique. Le Grand-Montreuil fut le premier envahi, et c'est dans ce quartier que M. Marchand fut appelé à donner des soins à un nombre considérable de malades.

Du Grand-Montreuil, le mal se répandit d'un côté par l'avenue de Paris, vers le Petit-Montreuil, d'un autre côté, par l'avenue de Saint-Cloud, dans le quartier de la place Charrost. C'est en octobre que, dans ces deux circonscriptions, on vit éclater l'épidémie. Pour ma part, dans ce mois seul, j'ai donné des soins à 26 enfants.

Dans le quartier Notre-Dame, la rue de la Paroisse, le marché, la rue Neuve et les Marais furent successivement envahis ; vers la fin d'octobre et pendant le mois de novembre, les enfants de l'asile de la rue Neuve se trouvèrent atteints.

De là l'épidémie marcha vers le quartier Saint-Louis ; M. Braillard a très nettement observé le fait et s'est empressé de le porter à ma connaissance. Dans cette partie de la ville, elle a continué à faire des victimes en passant par la rue des Récollets, la rue du Vieux-Versailles, la rue Satory, la rue Royale, etc., puis elle est allée s'éteindre, aux mois de janvier et février 1861, dans les maisons rapprochées du bois Satory. C'est à ce moment de l'année qu'à l'asile de la rue des Bourdonnais, dans l'établissement des frères et dans celui des sœurs de Saint-Vincent-de-Paul on put signaler le passage de la rougeole.

Telle fut la marche de l'affection à travers les différents quartiers de notre ville. Venue de Viroflay, on comprend très bien pourquoi les habitants du quartier Montreuil donnèrent le signal de l'apparition de l'épidémie. Quant à cette direction de l'est à l'ouest et au nord, puis du nord au midi et vers l'est, il serait très difficile d'en donner une explication. J'avais un instant songé à la direction des vents, et j'ai voulu savoir si elle ne coïnciderait pas avec celle de l'épidémie. En consultant les observations météorologiques que notre collègue M. le docteur Bérigny a bien voulu mettre à ma disposition, je me suis assuré que la girouette, loin d'éclairer la question, ne servait qu'à l'obscurcir. Les vents le plus souvent soufflaient dans le sens contraire à la marche de la maladie. Il y a donc ici un mystère que la sagacité d'un plus habile parviendra peut-être à expliquer.

La présence de la rougeole à Versailles dura neuf mois, de la fin de juillet 1860, au commencement d'avril 1861 ; mais ce fut d'août au milieu de février qu'elle sévit avec la plus grande intensité. Pendant la fin de février et le courant de mars, on a pu observer encore des cas isolés, et j'ai cru devoir les faire rentrer dans le cadre de l'épidémie comme étant les dernières manifestations de son passage.

*Cause des épidémies de rougeole à Versailles.* — Une question doit naturellement être posée : quelle doit être à Versailles la cause des épidémies si fréquentes de rougeoles ? M. Le Roi rappelle, au commencement du travail déjà cité, l'opinion de Charles Bœsch qui, dans un essai sur la mortalité à Strasbourg, donne une très large part à l'influence des déboisements sur les productions des épidémies en général. Lorsque Louis XIV résolut d'établir sa résidence à Versailles, il fallut nécessairement abattre une grande quantité d'arbres, remuer d'énormes monceaux de terre ; il est donc permis d'admettre qu'à cette époque ces travaux gigantesques agirent directement sur l'apparition des épidémies de rougeole comme sur celle de tant d'autres. Car personne n'ignore que si le palais et les jardins de Versailles ont coûté des sommes énormes d'argent, ils ont encore moissonné bien des existences. Les fièvres intermittentes simples et pernicieuses, les fièvres putrides et autres, la rougeole maligne peuvent se partager les trop nombreuses victimes sur lesquelles se sont érigées les magnificences de la nouvelle ville. Si donc, il y a deux siècles, la rougeole a pu trouver une cause de développement dans la destruction des bois qui entouraient la ville, je ne vois pas qu'on puisse l'invoquer encore aujourd'hui. Il y a longtemps que les déboisements et les grands bouleversements de terrains sont terminés pour nous ; il est donc impossible d'accepter ici la raison invoquée par Charles Bœsch.

Voici l'explication que je tenterai d'en donner : La rougeole est une affection contagieuse spéciale à l'enfant, et Versailles est peuplé d'une foule de petits enfants riches ou pauvres, placés dans leurs familles ou dans les établissements d'instruction pour y jouir d'un air pur et d'un soleil vivifiant. Il suffit donc alors de quelques-uns de ces petits êtres chez lesquels l'éruption se manifeste, pour la réveiller chez d'autres, et produire une épidémie plus ou moins grave, soit par le nombre, soit par l'intensité des symptômes, des complications. Et, comme il est rare de voir des personnes échapper d'une manière absolue à son influence, on doit le voir souvent reparaître au milieu d'une jeune population qui se renouvelle sans cesse.

*Etude de l'épidémie, de* 1860-1861. — Nous pouvons maintenant prendre une à une les différentes périodes de la maladie, et les passer en revue pour consigner la forme particulière qu'elle a pu revêtir pendant l'épidémie qui fait le sujet de ce travail.

*Période d'invasion.* — La période d'invasion m'a offert un symptôme digne d'être relaté. Le 5 octobre 1860, à l'asile de la rue des Vieux-Coches dont la police médicale m'est confiée, j'ai observé 14 enfants atteints de conjonctivité catarrhale très-marquée. Je fus d'abord étonné de rencontrer cette maladie aussi répandue, car l'année précedente, à la même époque, une manifestation semblable avait eu lieu dans le même local. J'étais à en rechercher la cause lorsque, dans les jours suivants, je fus appelé par les familles pour soigner plusieurs des enfants que j'avais déjà visités à l'asile. La rougeole s'était déclarée et la conjonctivite qui paraissait d'abord sérieuse avait complétement disparu. Je me trouvais manifestement en face d'une épidémie dont le foyer devait être le lieu de réunion des enfants ; je crus donc devoir réclamer de l'autorité la fermeture immédiate de l'établissement, ce qui me fut accordé sans délai; mais il était déjà trop tard, la contagion avait produit ses effets.

Les auteurs classiques disent bien que, dans la période d'invasion, les yeux deviennent rouges, larmoyants et sensibles à la lumière, mais ils ne donnent pas comme signe précurseur de la rougeole, une conjonctivite aussi intense que celle dont je parle ici. Ce fait m'a paru exceptionnel au moins pour un aussi grand nombre de sujets. Dès lors, je l'ai rencontré nombre de fois assez considérable, et, à cette époque, il devint pour moi un signe à peu près certain de l'apparition prochaine de l'éruption morbilleuse. Une fois entre autres, le 8 octobre, je fus appelé chez un adulte de 41 ans, pour une conjonctivite beaucoup plus sérieuse que toutes celles observées chez les enfants. Cet homme avait déjà été deux fois atteint de rougeole, mais trois de ses enfants venaient d'être pris l'un après l'autre dans l'espace de trois semaines ; de plus, une fièvre assez intense l'avait mis depuis 24 heures dans un état d'inquiétude et d'agitation extrême. D'après l'âge du sujet, d'après l'apparence de gravité offerte par la conjonctivite, d'après encore le souvenir des deux rougeoles antérieures, je n'osais songer à une nouvelle fièvre éruptive ; néanmoins, je crus devoir m'en tenir à l'expectation, et bien m'en prit, car, le 16 du même mois, je pus constater la rougeole peut-être la mieux caractérisée de toutes celles que j'ai soignées pendant cinq mois ; elle fut de celles qu'on a décrites sous le nom de rougeole boutonneuse. Les autres périodes, chez ce malade comme chez le plus grand nombre, suivirent une marche complétement naturelle.

Plusieurs de mes confrères ont observé le même fait un certain nombre de fois ; il m'a donc paru utile de le consigner, non pas comme une nouveauté, car on a pu le signaler isolément, mais comme une forme particulière qu'avait revêtu un des symptômes précurseurs de la maladie définitive, au moins pendant une certaine époque de l'épidémie dont je rapporte l'histoire.

*Période d'éruption.* — Franche dans la plupart des cas, il n'y a que très peu de chose à en dire. Comme toujours, on a pu voir des malades arrivés à la période d'éruption sans avoir éprouvé le moindre changement dans leur santé habituelle; la période d'invasion chez eux a complétement manqué.

Il a encore été facile de rencontrer des enfants chez qui l'éruption ne se faisait qu'à grand'peine. Après une première apparition qui faiblissait subitement, il fallait en venir aux excitants et aux révulsifs pour voir renaître les boutons caractéristiques. J'ai pu recueillir trois observations de ce genre. Mais une autre beaucoup plus intéressante, due à MM. Le Roi et Godefroy, peut être considérée comme un cas de rougeole sans éruption.

A la même époque et presque en même temps, la petite fille de M. le docteur Godefroy, et une autre jeune fille confiée à ses soins paternels, éprouvèrent pendant trois jours les symptômes suivants : courbature, céphalalgie, mal de gorge, toux, coryza, léger larmoiement, inappétence, état fébrile très marqué. Au troisième jour, chez la petite fille de notre confrère, l'éruption se manifesta suivant les règles, tandis que chez l'autre, tout caractère sérieux disparut; elle put se lever au bout de deux jours et la maladie fut ainsi terminée. Il paraît évident que les deux enfants ont subi la même influence, et que chez l'une d'elles la deuxième période a complétement avorté. Est-ce parce qu'elle avait été atteinte l'année précédente? Cela n'est pas probable, car on n'admet généralement pas pour la rougeole qu'une première apparition puisse exempter d'une nouvelle et même de plusieurs autres. Nous fournirons plus loin de nouveaux exemples à l'appui de cette proposition. Quoi qu'il en soit, il me semble incontestable que tout praticien se serait laissé prendre à cet ensemble de symptômes, et qu'il n'aurait pas un seul instant hésité, en face d'une épidémie, pour admettre l'évolution prochaine de la rougeole chez la petite malade.

Les cas semblables sont connus, mais ils sont regardés comme très rares; du reste, il doit en être ainsi, puisque, sur plus d'un millier de malades, c'est le seul qui me fut communiqué; et j'ai bien le droit de le regarder comme unique dans l'épidémie, car on n'aurait certainement pas manqué de recueillir ceux qui pouvaient se joindre à lui. Il m'a donc paru utile de vous le faire connaître, autant pour augmenter le bagage scientifique que pour tenter de vaincre les doutes de quelques rares incrédules.

*Complications.* — Tout le monde sait que la rougeole, même la plus bénigne au début, peut, à la suite de négligence ou de complications imprévues, devenir assez grave pour compromettre la vie du malade. Heureusement il n'en fut pas ainsi pour le grand nombre de ceux qui tombèrent sous le coup de l'épidémie ; néanmoins, il est bien peu d'enfants qui aient échappé à la bronchite, d'après l'aveu du plus grand nombre des médecins de la ville.

Sur le chiffre élevé de malades fourni plus haut, seize enfants seulement ont succombé ; dix pendant le mois de novembre, six pendant le mois de décembre. Trois d'entre eux sont morts du croup entre les mains de MM. Maurice et Liébaut : les treize autres ont été enlevés par une complication toujours grave, et qui devient plus redoutable encore pendant les premières années de la vie ; je veux parler de la bronchite capillaire.

Outre ces treize enfants décédés, il y en eut encore un nombre assez grand qui en furent atteints, mais qui eurent le bonheur de guérir ; chacun de nous s'est trouvé à même de combattre l'affection que je viens de citer ; pour ma part, je ne l'ai rencontrée qu'une seule fois, et je dois avouer que la guérison fut le résultat des soins persévérants de la mère, et de la docilité avec laquelle les prescriptions furent toujours remplies par la famille, condition souvent difficile à obtenir. La maladie ne dura pas moins de deux mois, et, pendant six semaines, il me fut impossible de dire de quel côté pencherait la balance. Je me suis du reste fort bien trouvé de l'administration prolongée de bols de térébenthine de Venise, et de frictions avec la teinture d'iode sur la partie postérieure du poumon affecté.

A l'hôpital militaire, un soldat du 2e régiment de carabiniers était entré pour une bronchite capillaire très grave : il était convalescent, lorsque le 19 avril il fut surpris par la rougeole ; les accidents de bronchite capillaire reparurent avec intensité ; il mourut le 23 du même mois. Ici la loi paraît retournée ; on pourrait presque dire que la rougeole est venue compliquer la bronchite capillaire.

Il est une autre maladie qui s'est développée chez certains sujets après une rougeole, et qui pourrait avoir été provoquée par elle :

c'est la coqueluche. Plusieurs confrères ont recueilli des faits de cette nature, malheureusement je n'ai pas pu me procurer la proportion exacte des malades qui furent arrêtés par cette prétendue névrose : je suis réduit à fournir des remarques purement personnelles. Sur trente cas de rougeole, j'ai observé quatre fois la coqueluche, trois fois chez des petits malades pauvres, une seule fois dans la classe aisée. La coqueluche, du reste, chez beaucoup d'autres enfants, s'était présentée sans éruption intérieure, et, à mon avis, il y eut à la même époque deux épidémies, l'une de rougeole, l'autre de coqueluche, la seconde moins étendue que la première.

Enfin, M. Bérigny m'a communiqué une observation ou la maladie s'est terminée par la perte de la première phalange du pouce gauche, déterminée par une gangrène rapide et spontanée. — Un jeune enfant de deux ans, d'une constitution chétive et lymphatique, chez lequel l'éruption morbilleuse était apparue très confluente, présenta du jour au lendemain, dans l'espace de vingt-quatre heures, sans cause appréciable, une coloration brune avec refroidissement sur tout le pouce gauche et sur la région dorsale de la main au-dessus de l'index. Cette coloration disparut très vite à la main et à la racine du doigt, mais la gangrène survint au niveau de la phalange onguéale. Il fallut en venir à la désarticulation, et la plaie mit près de trois semaines à se cicatriser.

Cet accident ne pourrait-il pas se rattacher à cette forme de rougeole que certains auteurs ont désignée sous le nom de rougeole adynamique. On comprend du reste que, chez une nature débile, à réaction peu développée, après une éruption comme la rougeole précédée et accompagnée d'une fièvre quelquefois très intense, il se produise un affaissement général pouvant aller jusqu'à l'algidité ; il arriverait alors des taches gangreneuses et même la gangrène à certaines extrémités. C'est ainsi qu'on doit, il me semble, expliquer l'accident survenu au petit malade de M. Bérigny.

L'intensité du froid pendant le dernier hiver, et surtout du froid humide pendant les mois de novembre et de décembre, permet d'expliquer la fréquence des complications du côté des voies respiratoires, et de comprendre comment la vie des malades put être compromise et même atteinte. Avec les gelées sèches du mois de janvier, la rougeole et toutes ses conséquences diminuèrent sonsible-

ment, pour reparaître pendant les nouveaux froids humides, de
février et de mars. Nous pouvons donc signaler cet état de l'atmo-
sphère, comme une des causes de l'extension rapide de la fièvre
éruptive pendant sa dernière apparition au milieu de nous.

*Récidives.* — Quoiqu'il soit admis que la rougeole ne se déve-
loppe ordinairement qu'une seule fois chez le même individu, les
observations de récidives à des époques plus ou moins éloignées
sont peut-être plus fréquentes qu'on ne pourrait le penser. Mais ce
qui est rare c'est de rencontrer des sujets atteints plusieurs fois
dans le cours d'une même épidémie. Cependant, deux fois, cette
exception s'est présentée à moi, chez des enfants. Le premier, atteint en septembre, fut repris au mois de mai suivant ; le deuxième,
au mois d'octobre et au mois de février. Quelque remarquables que
soient ces faits ils ne sont pas certainement aussi curieux que les
suivants, communiqués par MM. Pénard oncle, et Le Roi.

Le premier de ces deux confrères fut appelé pour donner ses
soins à une femme de chambre indisposée depuis quelques jours ;
la rougeole se déclara, et sa maîtresse crut devoir se charger d'elle.
Tout allait très bien, l'éruption avait été franche et la malade en-
trait en pleine convalescence, lorsqu'au bout de huit jours la dame
fut obligée de prendre le lit pour la même affection. La domestique
rendit avec désintéressement les soins qu'elle avait reçus, et, par-
venue au terme du traitement, c'est-à-dire une dizaine de jours,
elle fut de nouveau prise par la rougeole.

Voici maintenant l'observation de M. Le Roi : Mademoiselle
de T***, âgée de 12 ans, fut atteinte le 9 janvier 1861 ; son frère
âgé de 18 ans, domicilié à Paris, vint la voir le 15 ; dix jours après
sa visite, il ressentit un malaise général, revint à Versailles, et le
23 janvier, lendemain de son retour, la rougeole se déclara. Sa
sœur, complétement rétablie, fut reprise au bout de trois jours de
tous les symptômes précurseurs d'une nouvelle éruption, qui apparut, en effet, moins caractérisée que la première.

Ces deux observations méritent tout intérêt, non pas sans doute
qu'elles soient uniques, mais parce qu'elles doivent être très rares,
et parce qu'elles viennent fournir de nouvelles preuves sur la nature véritablement contagieuse de la maladie.

*Prophylaxie.* — Si donc la contagion de la rougeole est incon-

testable pour tous, il est naturel que, pour arrêter ou diminuer la
marche d'une épidémie, on mette en usage deux moyens d'une exé-
cution facile : la séquestration et l'évacuation.

De ces deux mesures adoptées par tous les praticiens, la première est plus simple que la seconde ; il est bien rare qu'on ne
puisse isoler un malade des personnes qu'on veut préserver. Dans
plusieurs établissements d'éducation ce moyen fut mis en usage, et
dans chacun d'eux un seul enfant parmi les pensionnaires eut à
subir l'influence épidémique.

L'évacuation, dans certaines circonstances, devient impossible à
mettre en pratique ; ainsi dans les maisons de charité, telles que
les Orphelinats, comment parvenir à éloigner les enfants privés de
famille, ou malheureusement dotés de parents pauvres dont les
soins seraient plus nuisibles qu'utiles. Mais dans les établissements
plus élevés la mesure devient plus praticable, et c'est un acte de
prudence et de sagesse de la part des directeurs, de savoir prendre
une détermination dans ce sens. Ainsi, dans une pension de jeunes
demoiselles, une enfant est atteinte de rougeole à midi, à deux
heures elle est rendue à sa famille ; dès lors la maison est complétement préservée, puisqu'aucun autre cas ne put y être observé.

Au début de ce travail on a pu voir que les enfants pauvres
éprouvés par l'épidémie étaient en plus grand nombre que ceux
de la classe moyenne. Chez ces derniers, les soins de propreté et
les mesures d'hygiène sont mieux observés et les maladies épidé-
miques ont moins de prise sur eux. Les chiffres que nous avons
rapportés, surtout ceux recueillis dans les Asiles, ont donc pour
avantage de faire ressortir toute l'importance que peuvent avoir
les prescriptions sanitaires, imposées par l'administration, toutes
les fois qu'elle est suffisamment renseignée.

C'est pourquoi, au moins pour notre ville, nous nous permet-
trons d'émettre un désir. Toutes les fois qu'on élève une nouvelle
construction destinée à recevoir un grand nombre de personnes,
vieillards, adultes ou enfants (hôpitaux, hospices, écoles ou asiles),
nous serions heureux de voir l'autorité locale réclamer l'appui dés-
intéressé de la science ; nous ne doutons pas qu'antérieurement à
nous, en suivant des règles formulées depuis longtemps par des
médecins et des hygiénistes, bien des erreurs, aujourd'hui complète-

ment irréparables ne se seraient pas glissées dans la distribution et l'aération de certains bâtiments.

Nous ne saurions donc trop insister pour que l'administration ne recule devant aucun sacrifice pour assurer la meilleure hygiène aux personnes et surtout aux enfants qu'elle veut bien recueillir. L'assistance qui se fait au nom d'une société tout entière a des exigences qu'on doit s'efforcer de remplir pour être à l'abri d'une critique toujours sévère, dont les blâmes, quelquefois exagérés, sont encore trop souvent mérités.

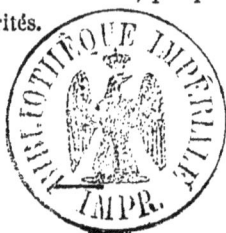

www.ingramcontent.com/pod-product-compliance
Lightning Source LLC
Chambersburg PA
CBHW050426210326
41520CB00020B/6768